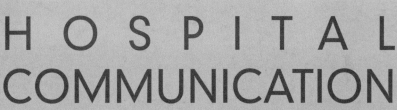

HOSPITAL COMMUNICATION

Nurse-patient Communication in Common Situations

医院沟通

常见情景下的护患沟通

王春英　江隆福　杨文宇　王　盼　◎主编

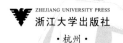

ZHEJIANG UNIVERSITY PRESS
浙江大学出版社
·杭州·

图书在版编目（CIP）数据

医院沟通：常见情景下的护患沟通/王春英等主编. 一杭州：浙江大学出版社，2023.5
ISBN 978-7-308-23647-8

Ⅰ.①医… Ⅱ.①王… Ⅲ.①护士－公共关系学 Ⅳ.①R192.6

中国国家版本馆CIP数据核字(2023)第063427号

医院沟通：常见情景下的护患沟通

王春英　江隆福　杨文宇　王　盼　主编

策划编辑	金　蕾	
责任编辑	金　蕾	
责任校对	沈炜玲	
责任印制	范洪法	
封面设计	北京春天	
出版发行	浙江大学出版社	
	（杭州市天目山路148号　　邮政编码　310007）	
	（网址：http://www.zjupress.com）	
排　　版	杭州林智广告有限公司	
印　　刷	浙江省邮电印刷股份有限公司	
开　　本	880mm×1230mm　1/32	
印　　张	3	
字　　数	58千	
版 印 次	2023年5月第1版　2023年5月第1次印刷	
书　　号	ISBN 978-7-308-23647-8	
定　　价	39.00元	

《医院沟通：常见情景下的护患沟通》
编委会

主　编：王春英　江隆福　杨文宇　王　盼

副主编：陈　瑜　房　君　傅晓君　李恒栋

编　委（按姓氏笔画排序）：

王泓权　　王淑媛　　孙琼慧　　张　瑜

张烽柱　　张蓓蕾　　陈丽君　　陈佩娜

陈海燕　　范蓓蓉　　郁舒容　　周明琴

周署霞　　俞丽英　　徐　宁　　徐培君

谢小玲

绘　图：全超宇

近年来，随着我国医疗水平的不断提高，医疗护理服务行为在人民群众不断提高的需求中越来越受到关注。医疗机构的等级、排名、影响力、名医等是人民群众择医的重要考虑因素，医疗服务是其中的重要组成部分。

在医疗服务中，护理服务占80%以上。近年来，护理服务模式发生了翻天覆地的变化。

第一，患者的自主性得到提高。随着社会的进步、市场经济的深入发展和现代医学的发展、社会医疗保险制度的改革、法律法规的健全与完善，患者在就医时有了更多的自主权和选择权。患者不但可以选择医院、选择医生和护士，并且在治疗期间对自己的病情、治疗方案和用药有知情同意权或拒绝治疗及护理的权利。同时，患者的法律意识在增强，也促使我们在对患者进行治疗及护理时要加强自我保护意识。

第二，对护理工作的要求提高，对护理人员业务水平的要求提高。随着人民群众生活水平和文化水平的提高，患者对护理工作有了更多的、更高的要求。这就要求护理人员不但有良好的职业道德，热爱护理工作，具有热爱生命的崇高情感，一切工作要以患者为中心，而且必须熟练掌握护理专业理论知识和技术操作。护士要能够减轻患者的痛苦，使患者在承受最小痛苦的同时获得满意的治疗效果。

第三，对护理人员相关知识的需求提高。护理模式的变化使护理工作的职能得到拓宽和延伸。在这种模式下，护理的对象首先是人，其次才是病。因此，护理人员在护理患者时要以患者为中心，不仅要掌握常规的护理技能，而且要掌握人文、心理、社会等方面的知识以满足患者在身心上的护理需求。护士不但要具备快速识别、反应的能力，而且要善于与患者沟通，建立良好的护患关系。

　　宁波市第二医院始建于 1843 年，是全国较早的西医医院之一，其护理服务理念经历过西方文化的熏陶。2000 年初，宁波市第二医院与我国台湾地区医疗机构合作，引入以客为尊的服务理念。随着宁波市第二医院的规模不断扩大，面临的医疗服务方面的挑战也越来越多，"主动服务"已成为主旋律。主动服务理念最早被运用于企业单位，指企业全体员工在和一切与企业利益相关的人或企业的交往中所体现的热情、周到、主动的服务欲望和意识。这是一种自觉、主动做好服务工作的观念和愿望。主动服务需要发自服务人员的内心，它是服务人员的一种良好习惯，可以通过培养、训练而形成。服务意识必须深刻植根于服务人员或者企业员工的思想认识中，只有大家提高了对主动服务的认识，增强了服务的意识，才能有较高的服务意愿，进而激发起人在服务过程中的主观能动性，打好服务的思想基础。主动服务能力也可以通过语言、肢体、行为、经验等得到训练和提升。本书汇总了 10 大类常见情景下的护患沟通对话，其中"护"代表护士，"患"代表患者，"属"代表患者家属；附录为礼貌用语错误示范。

　　护理人员在工作中须遵循本书涉及的规范，进行医疗护理服务，将这些规范的内涵和理念牢牢根植于内心，让其成为我们的一种习惯和条件反射，切实将这些规范的各个条款贯彻到护理服务中。在医疗护理服务中，护理人员要时时对照规范，查找自己的不足，不断纠正护理服务中出现的问题，提高自身的服务水平。医护人员的服务礼仪和行为规范需要在工作中不断地得到丰富和完善，将这些规范细化到护理服务的每一个具体的环节，以点带面，全面铺开，在服务中不断地充实和发展，形成医院独有的优质护理服务特色。

编　者

2023 年 2 月

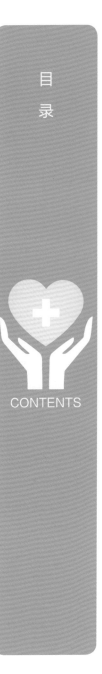

目　录

CONTENTS

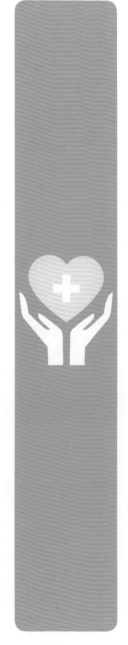

本书的内容是关于如何以语言为主导方向主动进行沟通服务。医院作为提供专业服务的单位，除了完善专业性这个必要条件之外，应该注意语言的运用，增强主动服务的意识。

十个主动服务基本原则如下。

1. 保持整齐干净的妆容、制服、发型。服饰应按照医院要求统一配置，包括服装、头饰、胸牌。

2. 做好表情管理。即使不能时刻保持微笑，也要努力不唉声叹气。

3. 保持良好的仪态。如患者来询问时我们要停下手中的工作；如果工作重要到不能停下时，我们要和患者及家属时不时进行眼神交流；我们用双手给予物品时，尽量和患者及家属平视。

4. 尽可能做好准备以接待患者。如对于急诊或重症监护病房转入的患者，一定要提前准备好仪器以及宣教材料。

5. 重视第一印象的重要性。每位医务工作者以及医院里的物业人员和清洁工都代表了医院的形象，要以主人翁的姿态做好当下的工作。我们尽可能以愉快的心情去接待患者，应采取"先问"的姿态，主动提问。交接班时注意细节，向患者做好自我介绍。

6. 交流要快捷、准确，尽可能采用闭环式问答。首字发音明确，能够叫出患者的名字，或以姓为开头的称呼，不用床号替代。抓住患者的需求本质，无法满足患者时要有替代方案。先说感谢的话和肯定的话，再作沟通。将不懂的问题移交给懂的人，移交时亲力亲为，负责到底。

7. 要顾全大局。一边思考一边行动，提供专业服务。

8. 站在对方的立场上去考虑。有棘手问题需要处理时先听患者及家属把话说完，在医疗条件允许的情况下尽力满足患者的合理要求。

9. 不要在患者及家属面前谈论医护工作，注重日常的习惯。

10. 有较强的洞察力，给予患者在言语或行动上的"特殊"照顾。比如发现患者当天过生日，我们及时给予祝福。

背　景

　　入院是护理人员给患者及家属第一印象的时候，也是医院正式给患者第一印象的时候。在通过入院准备中心进入病房的过程中，处处能显示科室的专业素养如何。护士一般会作为患者的第一接待人，需要尽可能消除其陌生感及对医院的恐惧感，安抚患者并和家属做好解释。入院接待时尽可能将重要信息宣教到位，遇到老年患者、文化水平较低的患者及家属，需要耐心反复宣教，力求做到专业、亲和、全面的服务。

基本场景

　　1. 住院前的准备：医生开具住院证，患者通过入院准备中心办理入住。告知患者及家属在出院结账时需要使用收据，请妥善保存收据。

　　2. 日常用品：医院提供热水瓶，其余生活用品均需个人携带。不可用小型家用电器，对陪床家属不提供被褥。

3. 一般的患者不需要陪护，如有必要进行陪护时，提前告知家属，并告知需要收取一定的陪护床位的费用。

4. 和患者及家属确认床头呼叫系统可以在需要的时候使用。比如病情发生变化、点滴液没有了、下不了床而不能去厕所等，患者按呼叫铃，就有护士来帮忙处理。

5. 饮食：患者的饮食一般都由医院准备。对于需要食物疗法的患者，医院会根据每位患者的具体需求进行安排，从家里带入医院的饮食需要经过医护人员确认后才能给患者进食。

⊕ 病史询问

除了现在的病情外，患者如果还有其他的问题也必须向医生说明。

1. 现有疾病是否接受过其他医院的治疗？

2. 是否有其他疾病正在治疗中或正在服药中？

3. 以前是否出现过与现在同样的症状？

4. 以前是否受过重伤、患过大病、做过手术等？

5. 是否有过敏？

6. 是否有怀孕？

⊕ 治疗问题

1. 内科、外科治疗都有一定的流程，根据科室特点进行耐心解答。

2. 对于医疗相关的内容，请护士做好沟通，联系主管医生进行解答。

💬 重点问答

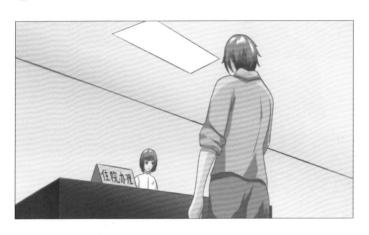

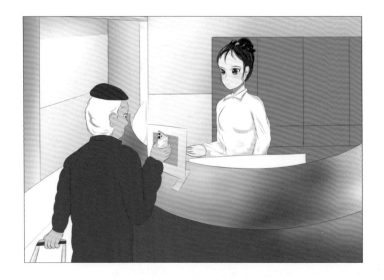

护：您好，请问您是第一次来我们医院住院吗？

患：是的。

　　　　/ 已经来过几次。

护：您需要仔细了解入院须知。

　　　　/ 好的。

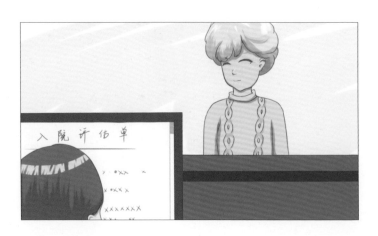

护：安排您住在×床，我是您今天的责任护士××，责任医生是××，请管理好随身携带的贵重物品。病房提供热水瓶1个，其他生活物品需要您自己携带。

患：好的，我的房间在哪里？第一次来，完全不认识这里。

护：稍等，我带您过去。

护：请佩戴好腕带，这是您住院的身份标志。

患：戴着这个腕带会让洗澡不方便，而且它硬邦邦的，戴起来不舒服。

护：　腕带不仅是您住院期间身份的标志，而且所有的治疗、检查都需要核对腕带，外出检查后如果找不到回来的路，您给保安出示腕带就可以了，对您的安全也有保障。

护：这里是您的床位，请不要随意离开病房，治疗、护理、分发药物与餐食都需要您本人在床位上扫码才可以进行。如果有需要，可以使用呼叫铃，我会第一时间过来处理。

患：好的。那么，怎么预订早、中、晚饭呢？

护：膳食科的工作人员会一天两次到床边提供预订。请您关注一下，如果因为外出检查没有预订到，请及时告知我，我可以安排电话预订。

护：您刚入院，医生需要了解一些情况，请不要随意走动。

患：我已经等了很久了，什么时候过来？

护：医生在做手术，手术后会第一时间过来。

／医生在抢救其他患者，您稍等一下。

／医生还在接待其他新来的患者，请稍等一下。

护：您好，不仅外出检查等需要戴口罩，在病房走廊等医疗环境下都需要戴口罩。

属：那患者也需要戴口罩吗？他感觉不是很舒服。

护：如果患者觉得胸闷气急，可以暂时不用戴口罩，但是如果下床活动或外出检查，那么请必须戴口罩。

护：不好意思，原来的患者还没走，您需要在休息区等待一会。

属：什么时候才能有床位？等了很久了。能不能问问原来的患者？我们新患者的身体也是很虚弱的。

护：很抱歉，原先的患者正在等家属来接，床单位消毒还需要一段时间。如果患者觉得不舒服，可以在治疗室休息一会，那里有治疗床。我们也会尽快完成消毒工作，尽早安排床位入住。

护：今天第一天入院，现在的时间点还可以安排订饭。如果没有问题，那我帮您预订午饭。

患：不能下楼去吃饭吗？

护：不能外出，餐饮都由医院安排，请您理解和配合。

情景 2　检查情景

背　景

一般的项目检查是为了解患者的全身健康状况而进行的综合检查。门诊检查项目能够为医生进行快速诊断提供依据，而入院后的检查是住院期间的重要部分，住院患者的必查项目是为了要确定身体的基本情况，以便医生了解病情的严重程度以及是否存在其他的原发性疾病。每位患者的病情的严重程度不同，需要采用的治疗药物和方法也不一样，需要先确定病情的严重程度，并根据患者的实际情况制定治疗方案，以便获得更好的治疗效果。护理人员需要耐心地同患者进行沟通，提供合理的解释。

一般检查

一般检查的项目有身高、体重、血压，配合现场物理检查以了解身体的基本情况。外科常规检查包括皮肤、脊椎、四肢、甲状腺、乳房、肛门、外生殖器等检查。内科常规检查包括心、肝、脾、肺、神经系统等检查。

⊕ 住院检查

住院检查项目有采血检查（包括血常规、乙肝两对半、肝功能三项、肾功能三项、血脂四项、血糖），X线检查，心电图，肝、胆、脾、胰、双肾B超，乳腺B超，子宫附件B超，妇科专项检查，螺旋CT[①]平扫，PET[②]-CT，骨ECT[③]等。

⊕ 床边检查

一般会对危重症患者进行床边检查，比如床边心脏彩超、床边胸片、24小时动态心电图、24小时动态血压检测等。

⊕ 特殊检查

这是与专科相关的特殊检查，检查时发现问题可以及时处理，如肺功能检查、支气管镜检查、心脑血管造影检查等。

---

① CT：电子计算机断层扫描，computed tomography。
② PET：正电子发射计算机断层显像，position emission tomography。
③ ECT：发射型计算机断层扫描仪，emission computed tomography。

重点问答

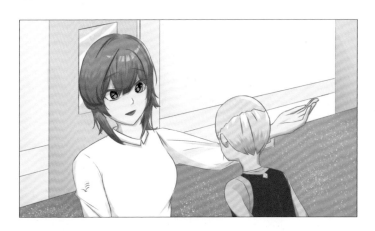

护：您好，有什么可以帮到您？

患：为什么没有人陪我们去做检查？

护：抱歉，暂时没有配备专门的陪检人员，您有问题都可以问我。

　　/如果不知道检查的地方，我再来跟您讲一下去检查室的路线。

护：这是您的检查单，请收好，按照时间进行检查。

患：为什么要做那么多的检查？

护：这些是入院常规的检查项目，是为了更好地让医生了解您身体的基本情况，也可以提醒医生用药需要注意的地方。

护：您是准备去做检查吗？

患：是的，这个 B 超是在哪里做？

护：B 超中心是在这幢楼的 3 楼。请您到 3 楼 B 超中心登记后等候检查。

护：请您在病房休息等候，我来给您做检查。

患：对于这个检查，我需要准备些什么？

护：您这个是心电图检查，在检查前您先休息 5 分钟，我晚些来病房找您。

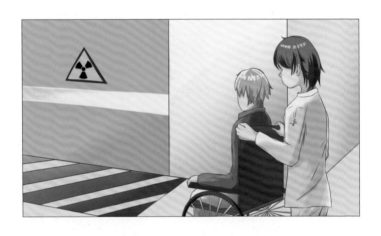

护：您好，我是您的责任护士，您有问题时可以找我。

患：昨天刚做过 CT，今天怎么又要去做 CT？

　　/ 今天的 CT 跟昨天的有什么不一样？

　　/ 为什么不直接做增强 CT？这不是浪费钱吗？

护：昨天的 CT 是平扫的，现在要做的是增强 CT 的检查。您需要检查的部位在昨天平扫的结果显示上不是很清楚。为了明确诊断，今天就需要做增强 CT。如果还有不明白的，我可以帮您找主管医生再询问。

　　/ 增强 CT 需要注射碘造影剂，可以观察血流情况，比平扫 CT 能提供更多的信息。

　　/ 增强 CT 是在普通 CT 的基础上进行比较，可以更清楚地看清内部结构、血管这些方面，从而提供一些更有价值的信息。

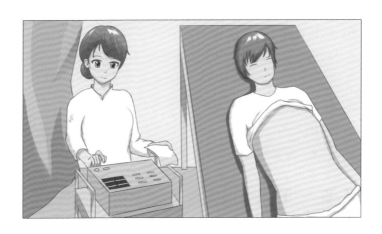

护：您好，根据您刚刚跟我说的不舒服的表现，我来给您做心电图检查。

患：我早上刚刚做过这个心电图检查，结果都是好的，现在为什么又要做了？

护：心电图检查只是反映当下的心脏动态，而现在您胸口闷、心发慌，所以需要再做一次来捕捉现在的心脏跳动的变化。

护：您在看什么？您对检查单有什么疑惑吗？

患：医生说我的检查是在明天进行，但是这个单子上的时间写的是 1 周后，那我到底什么时候做检查？

护：您稍等，我跟医生确认一下。

／您好，跟医生确认过，就按照医生告诉您的时间去指定地点检查。我帮您备注下。

　　／以后有问题及时和我们提出来，以免耽误您的
检查。

护：您检查回来啦。还顺利吗？

患：挺顺利的，我去哪里拿报告？

　　／我做了 CT 检查，怎么没有片子给我？

护：您是住院患者，检查单会在电脑系统里上传，不需
要您去取。

　　／为了环保，医院取消打印 CT 片子，不收取胶
片费用了，信息都在电脑系统上保存着。现在医院联
网了，医生能通过网络看到您的片子。

护：早上有检查，记得不要吃早饭。

患：哎呀，我忘记了。早上吃早饭了，这个 B 超检查怎
么办？

护：吃了早饭，B 超就看不清楚检查部位了。我联系医生，
给您重新预约时间。预约好了，我再告诉您检查时间。

护：您好，没有特殊情况，请在病房里活动休息，不要
离开。

患：医生开了检查单，我要去哪里缴费？

护：您是住院患者，住院期间不需要自行缴费，电脑系统
会自动记账。

护：您老伴儿今天需要做检查。

属：我老头子昨天才做手术，身上那么多管子，怎么做
检查？

护：医生给他预约的是床旁的检查单，不需要患者过去，
医生会来病房做检查的。

护：因为您现在的血氧饱和度不高，需要在床边给您拍片，
配合我们即可。

患：在床边会不会拍得不清楚？

护：可以满足临床的要求，有问题再安排进一步的检查。

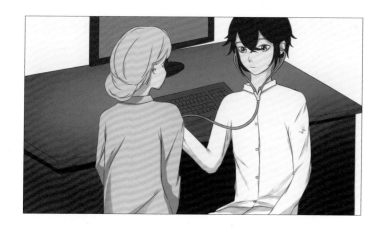

护：您有什么不舒服吗？

患：没有不舒服，我刚准备要做检查。在楼下量了血压，
收缩压有 170mmHg，那边就不让我做检查了，怎
么办？

　　/我没有服用降压药，所以我的血压高。

护：别着急，您先服用降压药，一会儿我再给您测血压，
等血压平稳了再去做检查。

护：您好，您要查询什么？

患：听说我这个增强 CT 检查有很多射线，会对身体不好，我能不能不做？

　　/ 增强 CT 的造影剂自打进身体以后会不会一直留在身体里？

护：增强 CT 是有辐射的，但辐射很小，所以影响不大。

　　/ 您不用担心，做完检查后，您多喝水，造影剂就会通过尿液排出体外。

护：您好，刚刚医生给您开了 PET-CT 的检查单，已经预约好时间了。请按时去指定地点做检查。

患：做 PET-CT 检查要注意什么？

护：您检查前一晚 20:00 后禁食，第二天早上也不要吃东西，也不要服用降压药、降血糖药。检查前需要去掉身上的金属物品。检查回来后多喝水，可以加速排泄身上的造影剂。

护：您决定做胃肠镜检查了吗？是有什么顾虑吗？

患：做胃肠镜检查痛苦吗？有什么注意点？

　　/ 我有高血压、糖尿病，检查那天的降压药、降血糖药还要服用吗？

护：如果怕痛，有心理压力，那么可以选择无痛胃肠镜检查，没有痛苦，放宽心。胃肠镜检查前一天的晚饭建议喝粥，发给您的泻药按照要求服用。检查当天不吃东西，不喝水。

　　/ 降压药就着一小口水照旧服用，不然血压高后也做不了胃肠镜检查。不要服用降血糖药，否则容易发生低血糖。

治疗情景

背 景

与医疗护理相关的操作场景或 / 和治疗相关的体格检查等都属于治疗情景。治疗性环境是专业人员在以治疗为目的的前提下创造的一个适合患者恢复身心健康的环境。治疗性环境要考虑两个主要因素：舒适和安全。而良好的主动服务语言是营造舒适的首要条件。

基础护理

基础护理是临床护理工作的重要内容。完善基础护理，可使患者处于接受治疗的最佳的身心状态。基础护理质量不仅与治疗效果密切相关，还蕴藏着护理职业道德内涵。

护理治疗

护理治疗工作指注射、给药、输液、治疗工作的准备和配合医生换药以及各种护理诊疗工作。

重点问答

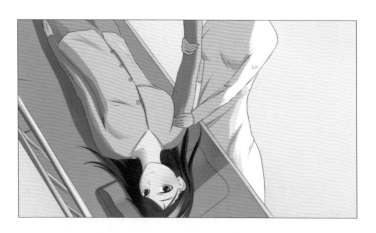

护：请您脱外套，我需要测量腰围、臀围、臂围，谢谢配合。

患：为什么要测量腰围、臀围？

护：我们需要根据测量的数值来评估您的营养状况。

护：您好，我是您的责任护士××。今天您有事的话，可以来护士站找我。

患：为什么隔壁床号的患者有量血压而我没有呢？

护：因为我们医生是根据每位患者的病情需要开的量血压医嘱，您暂时不需要量血压。

护：我来给您测量体温。您把耳温套放在抽屉的哪个位置了？

患：我的体温是正常的，为什么每天要给我测体温？

护：我们需要每天检测您的体温，特别是您手术后，可能会因为手术产生吸收热而影响体温。为了您能更好地恢复，我们需要更好地检测您的身体状况，所以需要每天检测体温。

护：您双下肢有水肿的情况，需要多卧床休息，抬高下肢。

患：护士，下肢为什么会肿？

护：下肢水肿的原因有很多种，具体的影响因素需要通过各种检查来做鉴别诊断。

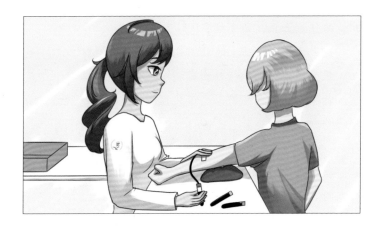

护：请问您叫什么名字，出生年月日是什么时候？我这边要进行采血操作。您是否昨天 22:00 以后就开始禁食禁饮了？

患：护士，你们这样早上五六点就要来抽血，13:30 又要量体温，很影响我休息，可不可以晚点来？

护：我们是依照床位顺序来进行抽血和量体温的，整个病区的患者比较多，操作不完会影响后续的治疗，还请您谅解。

护：您好，××家属，我们一起来给患者翻身，查看受压部位的皮肤情况。

属：为什么总是翻身？我们刚刚翻过了，不用你们翻了。

护：定时翻身可以帮助患者减少因长期处于一个卧位而产生的不舒适感，也可以预防压力性损伤。下一个时间段里我来和你们一起协助患者更换体位，顺便检查一下尾骶部的皮肤。

护：给您测血压，请先躺平。

患：这么晚来量血压，还让不让人睡了？

护：医生根据您的病情开出监测血压频率的检查单。这是为了对您的血压有动态变化监测。这是病情所需，请您配合。

护：请将您这边记录的尿量报给我，我们需要明天一早统计24小时的量。

患：为什么这么麻烦地要记录尿量？

护：询问您的尿量是和您后期用药剂量的调整密切相关的。

护：我来给您测量餐后血糖，左右手都可以吗？

患：测血糖的时间都过了，怎么才来？

护：不好意思，测血糖的人太多了，大家都是差不多这个时间段，我们也是尽量抓紧时间进行的。

护：您下次挂完盐水后，可以先关闭输液器，然后再按铃呼叫我们。

患：盐水没了，空气会不会进入体内？

护：请您放心，一般来说，空气是不会进入体内的。因为输液皮管具有压强差，盐水挂完后注射针头自动有回血，因此，空气是不会进入体内的。

护：输液过程中请不要随意调节滴速，如果您感觉有不适，就及时按铃呼叫我们。

患：护士，盐水滴得太慢了。开最大的速度，行不行？

护：盐水的滴速是根据您的病情和身体情况来调节的。请不要自行调节滴速，避免引起不适。

护：您好，请把您自己带的药品交给我们进行统一保管，我们会根据医嘱定时发放。

患：护士，这个药的价格很贵，你一定要好好保管。

护：您放心，每位患者都有属于自己的药柜，我们会把您的药放在属于您的药柜里，根据医嘱来给您发放和服用。

护：您好，皮下／臀部的针注射完后，您按压注射部位5分钟。明天可以轮换部位来注射，晚上可以热敷注射部位，促进局部吸收。

患：打在手臂／屁股的针有什么作用？

护：根据您之前的血液化验结果，医生开的这个针有×××效果。

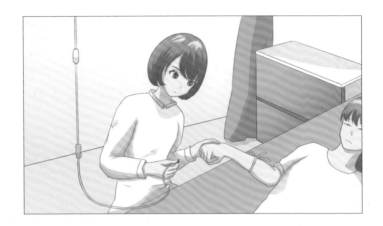

护：您好，请问您叫什么名字，出生年月日是什么时候？

患：你们能不能不要每次挂盐水都问名字、出生年月日。我住这么久了，你都没记住我叫什么吗？

护：我们收治的患者很多，有时候还有同名同姓的，为了您的安全，核对这个步骤必不可少，所以还请您配合我们。

护：请不要随意乱动您静脉输液的部位，避免留置针脱出，输液结束后可以先关闭输液器，然后按铃呼叫。

患：护士，打的针回血了，怎么办？

护：不用担心，您随时可以呼叫我们。回血有时候是因为挂的位置比较低，我们把位置调高就能解决问题。也有可能就是输液瓶的进气管发生堵塞，我们用生理盐水冲管就可以解决问题。

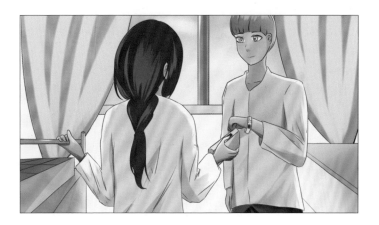

护：您今天的口服药怎么还未服用？

患：护士，这个药今天能不能不吃？

护：您为什么不想吃？

患：不是已经在挂盐水了吗？再吃药会不会重复了？

护：不会的，医生是根据您的病情开药，您挂的盐水和这个口服药的作用是不一样的。目前，您还是需要服用口服药，否则会影响后期疾病的康复。

护：住院期间，对于您所有的口服药物，我们都会按照三餐进行发放，您记得按时服用。

患：这个口服药为什么要餐后服用？

护：因为这个口服药对胃有刺激，所以需在饭后服用。

情景 4　手术情景

背　景

手术治疗是治疗过程中很重要的一部分，手术情景在医院沟通情景中更是医护人员和患者信息交流确认的重要环节。而在手术前期、手术后期，与患者沟通的重要性不言而喻。良好的沟通能够消除患者的紧张情绪，得到患者的信任和支持，有助于手术的顺利实施。

手术前

术前访视，并和患者沟通相关手术的注意事项。

进入手术室

介绍环境，核对患者的身份，做好患者的心理护理。

进入复苏室

做好术后恢复的健康宣教。

⊕ 术后返回病房

做好交接，与患者及家属或陪护人员做好术后宣教。

💬 重点问答

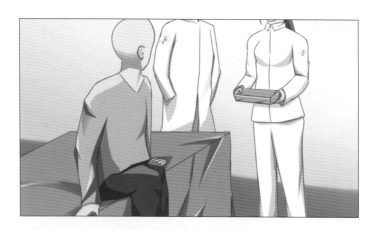

护：您今天要做手术，有按要求禁食吗？最后吃东西、喝水是在什么时候？

患：我昨天晚上／今天早上／今天中午就没吃了，我的胃不好，不能饿的，几点才能去做手术？

护：您现在胃有不舒服吗？我通知医生，让医生检查后对症治疗。手术时间是根据手术过程是否顺利来决定的，每台手术没有具体的时间，手术室会安排师傅来床边接您，请您耐心等待。

护：手术前××小时不能喝水。您有没有喝水？

患：我没喝水，但喝了牛奶。

护：使用全身麻醉或其他麻醉方式时会用镇静药，之后我们的呼吸系统、消化系统不能正常工作，胃里的东西容易进入呼吸道。在手术中发生这种误吸是有生命危险的，所以术前需要禁食禁饮。我要通知医生您喝了牛奶。重新确认手术时间后我来通知您，希望您能理解。

护：您好，您今天做手术，只穿这套手术服，不能穿内衣、短裤。

患：为什么要脱短裤？

　　　/ 我现在处于月经期，不能脱短裤。

护：手术服内不穿内衣、短裤是为了（快速消毒您的手术部位/插尿管/连接心电监护/打麻药)缩短手术时间，让您尽快完成手术，希望能得到您的配合。

　　　/ 您现在处于月经第几天，因为月经期间不能做手术，我需要跟手术医生再确认一下手术是否继续，您稍等。

护：您好，您找我有事吗？

患：我儿子（家属）今天好不容易请了一天假来陪我做手术，现在都下午××了，我什么时候才能做手术？或者让我儿子先回去，可以吗？

护：我很能理解您跟家属现在的焦虑心情，手术时间不完全受医生控制。我给您查过了，您前面是一台××手术，已经做了××小时了，您等的时间就长了。您进手术室的时候家属一定要在的，希望我们能相互理解。

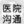
护：您好，有什么可以帮您？

患：护士，早上医生查房说我 10 点左右就能做手术了，现在都 12 点了还没轮到。

护：我能理解您现在的心情，手术间的手术是一台接一台的，上一台的时间因手术的难易、意外事件很难预估，医生早上跟您说的是大概的时间范围。今天您前面的手术延时了，请您理解。

护：××患者，为了手术的顺利进行，去手术室前需要把您身上的首饰都取下，谢谢您的配合。

患：好的。

　　/我的手术部位又不在这里，跟戴首饰有什么关系？

护：您的首饰比较贵重，手术时万一掉了、坏了，您一定会心疼的。还是提前把首饰取下来后交由家属保管更放心。手术室不允许戴首饰是有原因的，首饰一般都会有细菌附着，您戴首饰后不好消毒，会加大术中感染的概率。

　　/手术过程中很有可能会使用电刀。你戴的首饰是金属材质，会出现回路，从而对人体造成损伤。

护：××患者，指甲油会干扰术中监护仪的监测结果，影响医生对血液循环和呼吸的判断，无法有效地观察甲床颜色和末梢循环，需要您配合卸掉指甲油。

患：我的指甲是刚刚做的，没有工具是不好卸的。一般哪只手指是最常用的，我就卸那只，可以吗？

护：为了更好地观察您的病情变化，还是需要您全部卸掉。

护：您稍等，不要害怕，医生来了，我们就开始进行麻醉，手术时您一般是不会有感觉的，就像在睡觉。

患：我是被安排在第一台手术的，怎么还要等这么久？

护：手术医生要先去病房查房才能过来，您别着急。等您做完手术，一定也希望明早医生能来病房查房，那前几天的手术患者也是一样的，我们把您先接来做准备，医生一到，就马上开始麻醉，然后进行手术。

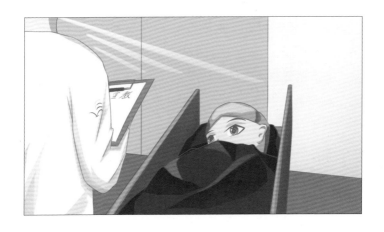

护：您好，我们这里是术前准备室，不是做手术的房间。我们先在这里打针做术前准备，等前面的手术结束、手术间准备好了，我们就推您进去，请您在这里休息一下。

患：那为什么要这么早进来？

护：我们把您接进来先做术前准备。上位患者做完手术后要对手术间进行消毒。我们一边给您做术前准备，一边消毒手术间，这样可以缩短您术前的等待时间。

护：您好，现在我们要开始进行术前麻醉。

患：我什么时候会醒过来？会不会手术做了一半就醒了？

护：您别担心这个，手术的时候有专业的麻醉医生一直在
关注您的情况，您做的腰麻一般可以维持2~3小时。
如果麻醉失效前手术还没结束，麻醉医生会追加其他
的麻醉方式。

　　/您做的是全身麻醉，麻醉医生会根据您的情况
追加麻醉的药量，一直维持到您手术结束。

护：××患者，您的小手术已经结束了。请稍等，我们
会有师傅推床送您回病房。

患：我做的是局麻小手术，不用推床。我自己走回去就
好了。

护：我能理解您着急回病房的心情，但刚刚做了手术还需
要观察，您躺在床上回去更安全。

复苏室常使用的话语

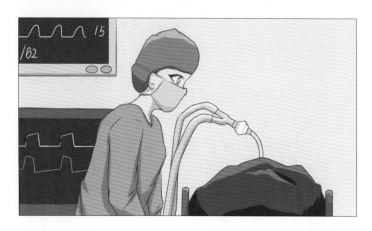

护：您好，××患者，你的手术已完成，醒了就睁开眼睛。这里是术后复苏室，您需要在这里观察一段时间，监测指标达标后，我们就送你回去。听懂的话，请您点头示意我。

护：您嘴巴因插了管子很难受，我能理解。但不要想着把管子吐出来或者咬管子。这管子帮助您呼吸，您处于麻醉状态而没完全醒。管子堵了，就会造成您呼吸困难从而有生命危险。听明白的话，请点头示意我。

护：××患者，刚评估完，可以拔掉您嘴巴里的管子了，但要先吸痰，会有点难受，希望您配合。听明白的话，请点头示意我。

患：护士，我要在这里躺多久？什么时候可以回病房？
护：别着急，等您的呼吸、血压稳定，达到我们的观测指标后就送您回去。您的呼吸、血压还不够稳定的话，回病房的路上您就不安全，您再耐心等一等。

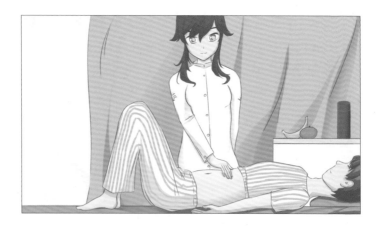

护：××患者，您哪里不舒服？可以把不舒服的地方告诉我。

患：我的手术部位痛。

护：麻药的药效减弱后，刀口处的疼痛一般是正常反应。您要持续使用止痛泵，我帮您临时加大剂量一次，马上会起作用的。您听听音乐，分散一下注意力，也是可以缓解疼痛的。

患：护士，我的手术怎么样？成不成功？什么时候能出院？

护：出院要根据手术部位的恢复情况、具体的病情来决定，相同手术的住院天数也不一定相同。手术刚做完后别着急，等病情稳定且各项指标符合出院要求了，就可以出院。

背　景

膳食是患者获取营养的主要途径。根据人体的基本营养需要和各种疾病的治疗需要来制定医院患者的膳食。医院的膳食种类很多，通常可分为基本膳食、治疗膳食、试验膳食、儿科膳食等。

重点问答

护：您的血液生化报告单提示钾离子的含量偏高了，再不注意，可能导致心律不齐甚至心搏骤停。

患：我们之后会注意的。平时饮食要注意的有什么吗？

护：我们可以食用的蔬菜类有苋菜、空心菜、菠菜、豆芽菜、冬笋、大头菜、（炒）花生等。先用大量清水煮蔬菜 3~5 分钟，捞起后油拌或油炒可以减少含钾量。水果类有鲜枣、冬枣、榴莲、香蕉、桃子、橘子、柑、水果干。可以食用的海鲜类有干贝、贝壳类、鱼干、海带、紫菜等。可以食用的豆制品类有黄豆、绿豆、小豆、豆腐丝、腐竹等。可以食用的其他类有干果类、坚果类、菌类、蜜饯、油条、玉米面等。

属：血液透析患者的营养流失比较多，平时会注意均衡饮食。听说鸡汤能补身体，能给患者喝鸡汤吗？

护：鸡汤的蛋白质的含量不如鸡肉来得高，鸡肉本身虽含有钾离子，但因经烹煮过后大多数的钾离子会溶于水中。因此，鸡汤就成为高钾食物。再者，透析患者需控制水分的摄取，对于汤水也应限量，不宜多摄取。饮食控制很重要，但是控制不等于什么都不吃，反而是要调整饮食结构。

属：好的。五谷杂粮饭的纤维素含量高，它是现今流行的健康食物，它适合做主食来代替米饭吗？

护：五谷杂粮饭作主食时，因其所含的纤维素高，具有延缓饭后血糖上升和帮助胆固醇代谢的作用，但容易造成血液中的磷离子含量升高。对于透析患者来说，还是不建议食用。

护：您明天要做心脏介入治疗，治疗中需要使用造影剂，到时候记得多喝水。

患：多喝水是喝多少？一下子喝太多，我喝不下！

护：您的肾功能、心功能都是正常的，术前 2 小时开始，以每小时 3 杯为频率，提升饮水量，共计饮水量 900~1000mL。术后连续 3 小时每小时饮温开水 3 杯，每小时共计 400~500mL，看看有没有胃胀、恶心、呕吐等现象。手术后 4 小时的尿量达 800mL 以上。手术当天的总饮水量不少于 2000mL。

护：今天可以出院了，做完胆囊切除术后回家的饮食也要控制，不能猛吃！

患：医院里有你们帮忙看着，那回家以后要注意哪些？

护：出院至术后 3 个月内，应坚持遵循少食多餐、低脂饮食的原则。饮食上最好做到一日六餐，一餐的饭量不宜过饱，同时注意限制脂肪的摄入量，特别是一次不能摄入太多的动物脂肪。食物仍以低脂半流质、软饭类食物为主，如各类粥、面食、豆腐等。多食低纤维果蔬，如去皮瓜类、胡萝卜、番茄、角瓜等，宜清蒸、凉拌。选择脱脂奶。选择低脂肉类，如鱼肉、鸡鸭胸肉或其他瘦肉类，做法以炖煮为佳，使之软糯烂熟以促进消化和吸收。禁食肥肉、蛋黄、动物内脏等高脂肪类与油炸食品，少食炒菜，忌辛辣刺激性食物与烟酒以减少对胆道的不良刺激。肉类进食时应循序渐进，食后不舒服者不吃或酌情减少摄入量，经一段时间适应后再尝试脂肪摄入，不能过急。

护：虽然做了胆囊切除术，现在没有结石了，可是以后还是需要保持健康的饮食。

患：手术后，还能吃什么？

护：饮食讲究荤素合理搭配，注意减少脂肪与胆固醇的摄入，日常提倡使用植物油，少食浓肉汤、肥肉等，限食动物内脏、鸡皮、蹄髈、蛋黄、蟹黄、鱿鱼、鱼卵等，避免摄入过多的动物油与胆固醇，同时可多食用大豆制品、菌菇类、低脂牛奶等以弥补动物蛋白的摄入不足。少食花生、瓜子及松子、核桃等坚果类食物。蔬菜、水果含有丰富的维生素、矿物质与膳食纤维，推荐患

者每日摄入蔬菜量 300g 以及至少 2 种水果，可改善
脂肪吸收、减少胆固醇形成。胆囊切除后一定要戒烟
戒酒，同时少食洋葱、姜、蒜、辣椒等辛辣刺激性食
物。多食玉米、小米、燕麦等粗粮，有助于促进胆汁
排泄。烹调讲究方法，避免烧烤、烟熏、油炸等做菜
方法，同时力求口味尽量清淡，不吃或少吃豆类、甘
薯、土豆等易产气食品，忌食汽水饮料、咖啡、可可
等。避免隐含高油脂的食物，例如蛋黄派、曲奇饼等
各类精致糕点以及人造奶油、雪糕、冰激凌、炼乳等。

护：腹部 CT 复查发现还是有肾结石，平时饮食要注意，
　　有些食物尽量避免或者少吃。

患：我有草酸钙结石。我在饮食上要注意哪些？

护：您的其他情况还好，每日的饮水量应在 2500~3000mL。
　　睡前、起床后饮水 300~500mL。应忌吃黑葡萄汁、咖
　　啡茶等。牛奶每日的摄入量不超过 300mL。应尽量避
　　免摄入草酸含量很高的食物，如菠菜、甜菜、笋、土
　　豆等，或在烹饪前用沸水氽一下。可以食用鸡、鸭、鱼、
　　肉、蛋这些酸性食物，在食用之后尿液呈酸性，有利
　　于草酸钙结晶溶解。避免食用过多的碱性食物。日常
　　饮食中注意补充维生素 B，有利于清除草酸。

护：这次的检查报告提示您的尿酸含量高了，容易引发痛
　　风，要引起重视！

患：听说痛风患者不能吃很多东西。我还能吃什么？

护：应多摄入低嘌呤饮食，限制动物内脏、肉类的食用。在日常生活中应戒烟戒酒，少食海鲜。可以食用牛奶、鸡蛋，主要是因为牛奶和蛋类中不含嘌呤。应多食用蔬菜、水果，有利于排出尿酸。

护：多吃富含不饱和脂肪酸的食物，有助于预防心血管疾病。

患：哪些食物里有不饱和脂肪酸？

护：鱼肝油、凤尾鱼、鲑鱼、沙丁鱼、金枪鱼，一些油类及坚果等含有较多的 ω-3 脂肪酸。每周吃 1~2 次鱼类。还有核桃、亚麻籽、紫苏籽以及用它们榨取的油脂也是 ω-3 脂肪酸的来源。

护：补钙时不能光吃钙片，也要同时补充维生素 D 才可以。

患：除了平时多晒太阳，摄入鱼肝油，还能再吃什么来补充？

护：海水鱼 (如沙丁鱼等)、肝、蛋黄等动物性食物都可以。

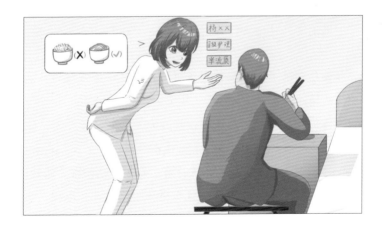

护：糖尿病患者光靠药物治疗是不行的，饮食配合也非常
重要。

属：外婆年纪大了，不太注意这些。你告诉我，我们来做
好监督工作。

护：合理安排餐次：每日至少三餐，定量、定时。每餐的
吃饭顺序：蔬菜—荤菜—米饭。油脂宜少，忌肉汁、
肉汤及动物内脏。烹调方法以蒸、烩、煮、拌为主，
少用油煎、油炸。忌食含糖多的食品。控制主食饭量
时，一般情况下，每天摄入 4~6 两米饭。过少的米饭
摄入反而会降低患者的体质，从而引起尿酮高。在"吃
不饱饭"的时候，可以多食用蔬菜，因为食物纤维可
以起到降血糖和增加饱腹感的作用，但若需食用土豆、
山芋、芋艿、粉丝、南瓜、红薯等，应代替部分主食
食用。每天建议有一餐粗粮，如荞麦、玉米、莜面、
黑麦、燕麦等。禁用刺激性调味品及食物，禁饮酒。
忌多食干果类，如核桃、瓜子、花生、杏仁等。食物
宜多样化，每日的膳食应有谷类、蔬菜、菌藻类、水
果类、豆奶类、鱼肉类等。增加运动，如散步、打太
极拳等。

护：糖尿病患者的血糖控制理想时，也可以适当增加水果
的摄入量。

属：他们能食用的水果有哪些？

护：水果宜在两餐之间进食，如上午9点、下午3点左右。
每天150~200g。水果的选择有：第一类为含糖量低的，
可经常选用的有胡柚、脆瓜、柚子、草莓、樱桃、李

子等；第二类为含糖量一般的，宜间隔选用的有青苹果、梨、猕猴桃、葡萄、橘子等；第三类为含糖量高的，应少吃的有提子、鲜桂圆、荔枝、水蜜桃、香蕉、西瓜等。

护：这次体重增加得多了，血液透析患者的水分控制很重要，不能喝太多水，平时要注意。

患：那要怎么控制？怎么样算多？怎么样算少？

护：每日定时测量体重 1 次，以不超过 1 千克为原则。水分摄入的原则为：昨日尿量 + 大便量 +500mL（包括汤汁、牛奶等食物，药物中的水分）。用有刻度的水杯装每日要饮用的水，自行平均分配。可在每日饮水中加 1~2 滴柠檬汁。建议放弃喝咖啡、茶、饮料的习惯。适度运动，促进排汗。

患：那平时觉得口渴，又不能喝水，有好的方法解决口渴吗？

护：口渴时可含冰块、漱口、嚼口香糖等。或者转移注意力，空闲的时候更想喝水。

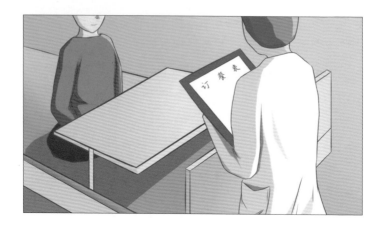

护：今天的禁食改为流质饮食了，先喝点温开水，看看有
　　没有不舒服的地方？因为几天没有吃东西了，现在要
　　慢慢来，不能心急。

患：我也不知道今天可以吃东西了，都没有准备。

护：我们膳食科会收到饮食医嘱的更改，已经帮您准备了
　　流质，稍后送餐的时候会一起送来的，您不用担心。

护：早上在您反映服用了那个成品的鼻饲营养液后出现腹
　　泻时，我们马上联系了膳食科，稍后会有营养师来看
　　您，根据您的情况来进行特别定制。

患：这个真不习惯，什么时候能拔除胃管后自己吃东西？
　　还有，这个定制的东西会不会还是能导致拉肚子？

护：根据您的病情，我们评估之后目前还是需要对您进行
　　鼻饲流质。稍后有医院的营养师来和您沟通，根据您
　　的状况来定制适合您的营养餐。之后也会进行随访，
　　如果服用了还是有不舒服，您及时跟我们说，我们可
　　以尽快调整。为了您能早日康复，希望得到您的配合。

护：今天，您不舒服吗？为什么午餐吃得那么少？

患：你们这里的东西太难吃了，太淡，没食欲。我能不能去外面快餐店买咸一点的菜下饭？

护：现在提倡健康饮食，重口味的东西吃起来有味道，但对身体不一定有益！膳食科会根据当前的饮食医嘱，提供可以选择的菜品，您挑自己喜欢的订，好吗？

护：今天早上的餐后血糖有点高。请问您早餐吃了什么？

患：昨天订餐的时候刚好有其他事情，就订了今早的粥，没有太在意，我也吃得不多！

护：我们医院膳食科的早餐还是很丰富的，稍后订餐的时候可以看看，明天早上不喝粥了再看看。

护：这个是您的床位，您先休息一下。

患：今天住院比较赶，吃饭的碗都忘记带了，你们这里有碗吗？

护：您放心，我们膳食科送餐的时候都是有餐盒的，也会提供餐具。

护：几天没吃东西，第一餐喝了流质，感觉怎样？

患：挺好的，没有不舒服的地方。就是这东西太少了，晚上会不会饿？

护：您的流质是一天四餐的安排，先看看，到时候如果不够吃，您随时跟我们说，我们再联系膳食科送！

护：医嘱食物刚改为半流质了，可以不只喝米汤了。

患：昨晚送来米汤的时候我还不太想吃东西，后来担心米汤冷了，就勉强喝了点。

护：我们这里有微波炉可以加热食物。但是不能直接将膳食科送来的餐盒放入微波炉里加热。如果需要加热，麻烦您自己准备一个可以加热的餐盒。

护：今天的医嘱食物为软食了，可以选择的菜多了。

患：这里的菜真的不好吃，选择范围也很小，又不能出去吃。我们可以直接去膳食科自己点菜吗？

护：治疗期间还是需要遵守医嘱的，对您疾病的康复也有帮助。食堂工作人员上来订餐的时候会根据当前的饮食医嘱筛选出适合您的送餐类别，也方便您就餐。

病区生活情景

背 景

生活护理的内容主要包括照顾患者的清洁卫生，如洗头、口腔清理、沐浴、更衣、铺床、清理指甲等以及如何消毒。护理工作就是从事临床护理、护理管理的工作。

重点问答

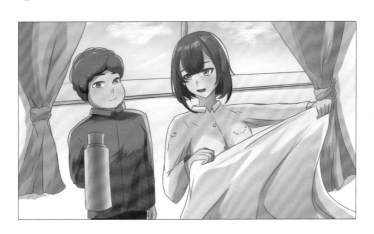

护：您好，这是明天要用的手术衣裤。今天可以洗澡，明天更换就可以。

患：手术回来之后还需要穿吗？

护：手术回来之后就可以穿自己的衣服，这样也比较舒适方便。

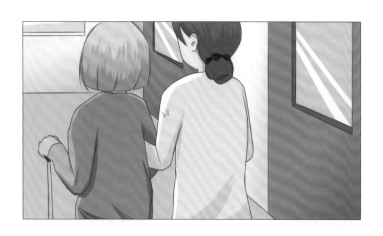

护：这个靠窗的是您的床位，您先休息一下！

患：隔壁的空床没有人，让家属晚上睡一下。

护：我们病区内的空床随时会收住急诊患者，家属夜间休息有专用的陪客躺椅。

护：昨晚睡得还好吗？

患：护士，每天晚上八九点钟，病房的地脚灯都会打开，一直亮到第二天天亮。这个灯晚上一直亮着真的很影响我休息，能不能不要开？

护：您好，地脚灯是为了保证病房里大家夜间上厕所行动的安全。若是影响休息，建议您可以拉上病床隔帘，还请您谅解。

护：今晚会降温，现在在恢复期要更加注意保暖。

患：那晚上病房会有空调吗？我一直很怕冷的！

护：抱歉，空调是否开启是根据夏季、冬季的规定温度来安排的。如果您觉得冷，那我可以给您加一床被子。

护：您看起来精神不太好，昨晚没睡好吗？

患：我现在也没什么事，就等着安排手术，我在医院睡不着，能不能回家睡？

护：我们医院规定患者入院了就不能出去，这是因为要保证您的安全。如果是因为环境因素，那我们到时候尽量不打扰您。我也会跟同病房的其他患者说一下，尽量不吵到您休息。

护：请问，这是您的物品吗？能不能麻烦您收拾一下？

患：我为什么不能把我的东西放在空柜子里？东西太多，放不下，再说那里都没人用。

护：因为我们的病房里面的所有物品都是消毒过的，如果您占用了，那下一位患者就没法用了，还请您多多配合。麻烦您尽快收拾一下，我让阿姨再来打扫一下，即将有人来住院了，谢谢！

护：请问这个电水壶是您的吗？麻烦您收起来，病房里不能用这个。

患：医院里不是一直都有热水，刚才擦身的时候热水不够！

护：医院规定高功率电器是不允许在病房里使用的，这是
　　为了保障电路的安全。每天的热水供应都是有固定时
　　间段的。阿姨也会在固定时间段给您打热水，刚好也
　　和淋浴的热水供应时间错开，您尽量选择有热水供应
　　的时间吧。实在不够用的话，您可以找我们，我们帮
　　助您解决。

特殊科室情景

背 景

医院的特殊科室主要包括检验科、手术室、重症加强护理病房（intensive care unit，ICU）、心脏重症监护室（cardiovascular care unit，CCU）、呼吸重症监护病房（respiratory intensive care unit，RICU）、新生儿重症监护病房（neonatal intensive care unit，NICU）、急诊科、麻醉科、内镜中心、血透室、心内介入室、输血科、消毒供应中心、肿瘤介入放疗科、药剂科、病理科、产房、新生儿病房。相对于普通科室，特殊科室对于物业服务的要求更为专业，应按照科室要求的工作流程标准以及规范化服务进行。应统一调配服务配送人员，避免员工忙闲不均，造成其他的负面影响。当紧急事件发生时，应以最快的速度调集人力资源，进行现场支援。因此，这些特殊科室的沟通交流也特别重要。

💬 急诊·重点问答

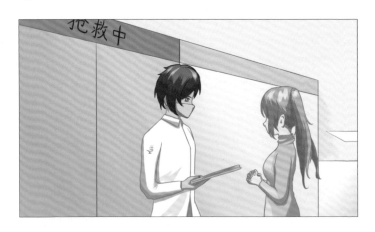

护：阿姨，您好！挂急诊号之前，请先到我分诊台这边。我需要初步判断，您应该去哪个科室看病。请问您哪里不舒服？

患：我肚子痛，感觉有点晕，站不住。

护：好的。请您到这边先坐一下，我帮您量一下血压。

护：您肚子痛了多长时间？

患：昨天晚上就开始了，服用止痛药后没减轻疼痛感。今天一早就让孩子带我过来看了。

护：阿姨，血压量好了，98/62mmHg。您平常有高血压的毛病吗？

患：有的，有高血压都好几年了，今天因为肚子不舒服，一时忘记吃降压药了。

护：阿姨，您的血压对于有高血压的患者来说有点偏低了，让您孩子给您挂个急诊内科号，我扶您到我们的抢救室里。

护：阿姨，您到这边，这张就是您等一下要休息的床，请先躺到床上。我是负责您这边床位的护士，我叫××。现在去叫医生过来为您诊治。阿姨，我们给您吸氧气，让您舒服一些。另外，需要给您监护一下您的血压及心律情况等。

患：好的，谢谢！

护：不客气。阿姨，医生过来给您检查过了，需要抽血化验，之后再去做 CT 及心电图检查。

患：好的。可是我前 3 天刚体检完，体检项目中有做 CT 检查的，其结果都是好的，还需要做 CT 吗？

护：阿姨，体检项目中的 CT 检查一般是做胸部的，现在医生给您开的是腹部 CT，位置不一样了。您抽完血后我们叫师傅一起送您过去检查，不用担心的。如果有不舒服，可以立即呼叫我们，我们就在您的周边。

患：验血报告什么时候可以出？急诊化验应该会很快的吧。

护：最快的项目半小时不到就出结果。放心好了，如果您的化验指标非常不好，那检验科会第一时间通知我们的。

患：哦。那就放心了。

护：阿姨，现在，我们去做 CT 检查。

患：好的。

护：阿姨，部分检查及化验结果出来了，需要住院手术治疗，现在开始不要吃东西了，等一下会有外科医生过来看您。

患： 护士，有什么毛病吗？还需要做手术吗？不就是肚子痛吗？

护： （握住阿姨的手）阿姨，别紧张。肚子痛的原因其实有很多，有些能通过输液、吃药就痊愈了，有些就需要手术治疗。等一下外科医生过来看您，会具体跟您说的，您别着急。

患： 好的，谢谢。

护： 阿姨，因为手术室现在全满，您要稍微等一下，现在您的生命体征都稳定，我们会尽快安排。

患： 我都在这里躺了 1 个小时了，肚子也越来越痛了，能不能快点安排？

护： 阿姨，手术间都按照正常手术在进行，没有空房间。对于原先预留的急诊手术间，刚好之前有一个急诊手术插进来。正在协调房间的事情，您再稍微等几分钟。

患： 好的。

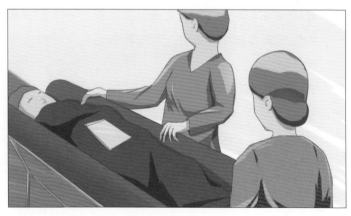

护：阿姨，手术室派人过来接您了，现在我们来核对一下您的身份信息。

患：嗯。

护：身份核对好了，您现在可以换一张床躺，由这位护士带您去手术室。祝阿姨手术顺利，早日康复！

患：谢谢你。

监护·重点问答

护：您好（您醒了吗？），我是您的责任护士××。您现在在重症监护室。这里的环境跟普通病房不太一样，我会时常在您身边，您有什么需要可以告诉我。

患：（点头）

护：如果您嗓子发不出声音，也可以打手势或敲床栏告诉我。

护：重症监护室是封闭式管理的科室，因为您现在的抵抗力低，为了您的安全，减少院内感染，家属不能进来探视，请您理解。

患：那我什么时候可以转普通病房？

护：您不要着急，等您病情稳定了，各方面的检查指标都合格了，就能回普通病房。

患：重症监护室的住院费很贵的，我要回普通病房。

护：您好，如果您有办理医保的话，它是有报销比例的，您配合好我们医生的治疗，各方面检查指标达标后就可以尽早转科了。

患：谢谢。

属：护士，我母亲现在的病情怎么样？

护：有关询问病情这方面的问题，我将把电话转给您的管床医生，他会为您详细说明病情。

属：好的，谢谢。

属：外出检查为什么还要我们家属陪同，你们不是有医生吗？

护：因为我们这边的患者的病情非常严重，检查的途中会各有1名医生、护士、呼吸师陪同随检来应对突发情况，家属还是需要陪同并签字确认，顺便等检查完了跟您再说明一下患者现在的病情，您也可以实时了解。

属：好的。

护：您好，××患者家属，患者进入重症监护室后，身上会有重要的管路、仪器。当下，患者的神志不清，可能会自行拔管，为了她的安全，我们需要用约束具约束她的手。

属：她会不会觉得不舒服？

护：我们会每2小时进行评估，请您放心。等患者的神志转清，能配合我们的治疗后，我们会马上停止约束。

属：我什么时候可以进去看看我母亲？

护：我能理解您希望看到患者的心情，重症监护室是封闭式管理科室，每日的探视时间为15:00—15:30，目前不允许探视，但我们的座机电话24小时保持畅通，您可以随时拨打电话联系我们，希望您能理解配合。

属：好的。

护：您好，请问有什么需要咨询的？

属：护士，我们家属进不去，可以把手机给患者吗？方便我们联系。

护：首先，重症监护室患者多为危重症患者，而且有各种仪器监护等，如果携带手机进入，可能会干扰患者的治疗。其次，有电子干扰的话可能影响仪器的监护，故不能带入手机，请您谅解。

属：重症监护一天需多少钱？

护：重症监护的费用要看患者的病情及治疗措施来定，具体费用您可以关注我们医院的公众号，通过掌上医院—住院助手—查询具体费用。有什么疑问的话，您随时可以联系我们进行咨询。

属：好的，谢谢。

护：您好，请问是××患者的家属吗？我是今天照顾患者的重症监护室护士××，今天给您打电话是告知您患者的生活用品一次性中单用完了，需要您再送×包来，您到了监护室门口找我就行。

护：您好，请问是××患者的家属吗？我是今天照顾患者的重症监护室护士××，今天给您打电话是告知您患者近期大便失禁，皮肤容易发红，因此需要麻烦你们准备一些温和的湿巾纸和润肤露。

属：可以了解下是什么情况吗？

护：患者卧床时大便失禁，需要做好皮肤保护。

属：好的。

护：×× 患者，现在是 20:00，现在没有特殊的治疗，我把灯关了，您先睡一会，

患：我会有点害怕。

护：我就在边上，您有事尽管叫我，安心睡觉吧。

💬 血液透析·重点问答

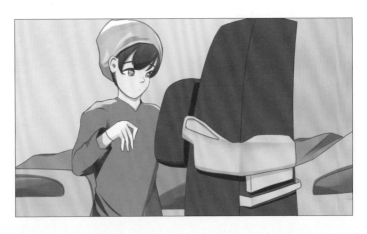

护：您好！您需要准备称体重。因为血液透析超滤量的设置是根据您目前的血液透析前的体重减去干体重的差值作为参考值，所以您需要专门准备一套透析时穿的服饰和鞋子，每次血液透析时都穿这套，如果有加减衣服，就需要额外称重再加减，需要保持

体重的稳定性。如果随意加减衣服，可能就会导致超滤量的设置不准，进而影响透析的效果。

患：那我准备一套薄点的衣裤，先称好外加的衣服，到时称完体重总值再减掉，是这样吧？

护：对的，您一学就会，真厉害！只要多做几次，马上就熟练了，有不明白的地方，欢迎随时询问我！

护：这是您的血液透析卡，请保管好，每次血液透析时请带上。到达血液透析室后请先称重，把卡放在体重秤的识别器上，按照提示称重后自动打印您本次血液透析的基本信息，如：姓名、出生日期、床号、干体重、减重量、拟脱水量、透析类型、透析器、抗凝剂名称及剂量等，您可以根据以上信息找到对应的床位，准备透析。

患：这是体重秤吧？把卡放上边。哇！这么快就把单子打印出来了。我仔细瞧瞧，信息很全面，这个很方便！

护：请您根据血液透析单子的信息找到对应的床位。您的床位是10号，请往这边走。

护：您找到床位了吗？

患：这个血液透析室挺大的，有间隔隔开，我估摸着每个区域有6张左右的床，可是那么多床看着都像是我的床位，我的床位到底在哪里？

护：别着急，您第一次来，确实像走迷宫似的，主要是不熟悉环境，我告诉您一个小窍门：您看，我们血液透析室在每个区域的墙上都有床位的标识号，这边是

7~12号，说明这个区域共有6张床，分别是7、8、9、10、11、12号，您10床在这里。

护：您在找什么？有什么可以帮到您？

患：你真是观察细致！你瞧，我又是有包，又是有一大堆衣服，这边还有水杯、伞，这么多东西放在哪里比较好？放在患者休息室，担心会被人误拿走，愁死了！

护：别着急，您普通的、大件的东西，比如折伞、厚外套等，暂时不穿的话可以将它们放在患者休息室的特定储藏柜，它像超市储存箱一样可以临时摆放物品，血液透析结束时别忘记取出来，值得注意的是随身携带贵重物品。另外，血液透析室的床下都有特定的储藏箱子，可以放些血液透析时要用的物品，如水杯等，也可以将其放在床头或床位，供随时拿取。

护：您刚躺下又起床，有事吗？

患：护士小姐，哪里有厕所？我有点内急！

护：别着急，我这就陪您去！您看，我们血液透析室的布局符合血液透析治疗和医院感染管理要求，设置功能区、辅助功能区以及医护人员办公室和生活区三大区域；有三大通道：患者通道、医务人员通道以及污物通道。您现在正从患者通道到达患者休息室（辅助功能区）旁边的厕所，带您走过后下次就知道怎么走了！

护：别急，咱们慢慢往回走。

患：护士，是不是血液透析前都要上厕所才好？听说血液透析的时间一般为 2~4 小时，现在不去上厕所的话，那么久熬不住！

护：您想得挺周全的。另外，血液透析前限制大量饮用液体或者含水量很高的水果，防止短时间内尿液加快积蓄；还有要注意保暖，特别是血液透析过程中对胸腹部要盖好被子，防止受凉而引起内急！当然，如果实在内急，我们也有相应措施帮助您解决，请放心！

护：您躺好，要准备血液透析治疗了！请把被子盖好，注意保暖！

患：好的，你的态度真好，解答又专业，让我心安，我现在不紧张了，谢谢！

护：不客气，您有什么需要及时告诉我，乐意效劳！

护：阿姨，我们正在进行血液透析上机操作，您感觉如何？

患：护士，你放心吧，我现在感觉很好！

护：嗯，那就好，有不舒服的感觉请随时告诉我，我会及时处理的。

护：阿姨，本周二上午刚透析过，今天周四一大早您的体重涨了 4 千克，才间隔 2 天体重增加了好多。您一向对体重控制得很好，发生什么事了吗？能和我说说吗？

患：这几天热起来了，我口渴，所以没忍住就多喝了几口水，又吃了西瓜解馋。人随之就胖起来了。

护：阿姨，您这可不是胖，而是潴留在体内的水分增加所致。这几天气温高了，人体水分挥发多了，确实很想喝水，但是大多数维持性血液透析患者就比如您，已经是处于少尿（＜400mL/24h）甚至无尿状态了（＜100mL/24h），也就是说您吃进去的东西靠排便、皮肤蒸发和血液透析（血透）治疗等方式去除，前两者的排水量较少，所以主要靠血液透析。指南显示维持性血液透析患者透析间期的体重增长不要超过干体重的5%。长时间、过多的水分积蓄就会引起水肿，影响各个系统：①心血管系统，心脏扩大、血压升高、胸腔积液、胸闷心悸，严重时发生心理衰竭；②呼吸系统，肺瘀血、胸闷气急、呼吸困难；③消化系统，胃肠瘀血：胃口差、营养不良；④其他：四肢明显浮肿、抵抗力低下等。所以，要限制饮水量，您可以准备有刻度的水杯，比如500mL，这一天的喝水、吃药都用这瓶水来完成，喝完就不能喝了，尽量少吃或不吃含水量高的水果，因为这在不知不觉中能摄入好多水分。这是一份血液透析室专门印发的血液透析患者控制水分的宣传册，那边架子上还有很多与血液透析相关的知识宣传册，您可以自取了解。

患：这册子倒写得很详细，图文并茂，非常实用！这上面写着饮食控制很重要，我得好好看看！册子里建议少吃汤面，那最好吃炒面吗？我最爱吃汤面了，而且只吃面不喝汤也不行吗？

护：阿姨，您想想，面条就像海绵一样不断吸水，所以面条出锅时没有及时吃，一会儿面就胀了。您看上去只吃了面，实则无意中摄入了不少的水分。实在想吃就吃炒面吧。

护：阿姨，您时不时地单手搓手，是不是不舒服？

患：小姑娘年纪轻轻，观察蛮仔细的！是的，这手昨天晚上开始一直有些麻木，搓搓手又缓解些，停下来又麻起来，现在刚开始透析，这种感觉还是在，怎么回事？

护：您是说左手从昨晚持续出现手麻症状到现在没有缓解，对吗？有确切的时间吗？您能再详细描述下吗？

患：大概昨天 20:00 开始的，我睡觉前感觉到的。

护：好的，我做下记录。您再好好想想还有其他不舒服的表现吗？

患：就是浑身没力气，走楼梯抬不起腿，勉勉强强下楼，早上 6:30 来做血液透析前家里电子血压计测量：140/86mmHg，心率只有 55 次 /min。

护：刚好血液透析前我们抽了电解质，现在报告出来了，血钾含量是 7.0，太高了！刚才您描述的症状就是高钾血症的典型表现。高钾血症的发生和饮食有较大的关系，您那几天吃了什么？

患：好像也没吃什么，正常饮食……对了！我昨天 19:00 左右吃了 1 根香蕉，主要是香蕉快烂了，不吃就扔了，实在可惜，我舍不得。想想第二天一早马上就可以做血液透析，差不了几个小时，抱着侥幸的心态吃了。唉，现在想想后怕！

护：阿姨，说实话，我都替您捏把汗！您认为还有几个小时要做血液透析了，所以吃了高钾水果香蕉。您可知道血液透析患者因为饮食产生的血钾蓄积，在血液透析前数小时已经维持较高的水平，所以这个时候吃高钾食物是非常危险的，严重者甚至挺不过短短几个小时，就有心搏骤停，您已有高钾血症的症状了，化验血钾显示在危急值了，实在危险。还好这次有惊无险，真是万幸，以后一定不能这么做了，切记！

护：阿姨，您在床头放的罐子里装的水果看上去好像是杨梅？

患：哎呀，被你发现了，刚才我将它藏在衣服下边就怕被你发现。又要劝导我了，这一不小心还是露馅了，尴尬。

护：阿姨，您知道我们是并肩作战的战友，共同的敌人是您的疾病，您有什么需求尽管和我畅所欲言，我给您提供专业的建议，尽量满足您的需求。对于特别想吃但又是高钾食物，有个小窍门，可以两全其美。

患：有这等好事？快！快！快！告诉我，一想到杨梅、小番茄，口水都止不住流下来了。

护：是这样的，这些高钾食物实在想吃的话，您可以在血液透析开始时稍微尝几个解馋，但是仅限几个，不能贪多，这是因为4小时的血液透析过程中能将血液透析开始时摄入的高钾食物转化成血液中的钾过滤去除，但是血液透析进入后期或者快结束时则不宜进食，因为食物消化吸收再进入血液也要有一定的时间，太晚进食就来不及排出反而引起血液中血钾的蓄积，您了解了吗?

护: 阿姨,有什么可以帮到您?

患: 护士小姐,我要透析整整 4 个小时,一般结束都 12 点多了,透析过程中可以吃东西吗?怎么吃?

护: 阿姨,我知道血液透析治疗后期您会饿,不少患者都有这种情况。虽然血液透析过程中患者都是躺着的,什么都没干,看似应该很轻松,其实我知道你们也很累的,因为血液透析中不但去掉了毒素,也丢失了一些微量元素和营养物质。其实,消耗还是挺大的,有些患者透析到一半,肚子容易饿,特别是糖尿病患者因为胰岛功能异常反而容易产生低血糖。建议您在血液透析前一定要吃饱;可以准备糖、巧克力等在透析过程中吃。您有糖尿病的话,血液透析前遵医嘱可能不能服用降血糖药或打胰岛素针,怕您血液透析中发生低血糖。

护: 阿姨,您一直打哈欠,有什么不舒服的吗?

患: 我觉得特别困,然后感觉说不出来的不舒服,不知道怎么回事。

护: 我给您测血压,打哈欠可能是低血压的表现。目前的血压是 90/50mmHg,和您之前的基础血压 140/80mmHg 相比,超过了 20%,属于低血压的范畴,我立即遵医嘱给予处理,您别担心,会慢慢恢复的。

护: 您现在好些了吗?

患：比刚才好些了，还是有些不舒服，左脚又抽筋了，不
　　太平！痛死了！

护：您的血压目前为 100/60mmHg，有所上升，但是血压
　　与您基础血压相比还是偏低，有可能肢体末端还存在
　　缺血状态，可能会导致抽筋，我已经汇报医生并做了
　　处理。您如果还是没有得到缓解，我帮您按摩下左脚，
　　扳直左脚，您看看现在好点了吗？

护：阿姨，您怎么突然想回血结束治疗？看血压、血糖等
　　其他指标都是正常的，是哪里不舒服？

患：护士小姐，我也不想的，可能昨晚在追剧，实在太精
　　彩了，简直入了迷没控制住，一直到凌晨 2:00 才睡觉。
　　早上明显精力不足。原本我可以治疗完的，现在实在
　　撑不住了。

护：阿姨，睡眠不足会影响正常机体功能的运作，抵抗力
　　下降，会影响您的血液透析的效果。为了您的健康，
　　下次要保证充足的睡眠，不要熬夜了！

护：阿姨，我刚下完机，您可以再躺着休息下。您……这
　　么快就坐起来了？

患：不是下机了吗？我，着急想回家了！

护：我挺理解您回家的迫切心情，但是血液透析结束后回
　　血大约 200mL 会进入体内，需要时间充盈均匀。因此，
　　建议您下机后先躺几分钟后坐几分钟，再缓缓站起来，
　　能预防直立性低血压的发生。

护：阿姨，您感觉良好后再刷血液透析卡称体重，穿好衣服，拿好东西就可以回家了。

患：好的，我感觉血液透析后水分和毒素得到了清除，人一下子轻松了许多，健步如飞，神清气爽，又赚了一天，真好！谢谢！护士，再见！

护：好的，阿姨，您客气了，这是我应该做的，乐意效劳！您慢走，再见！

内镜检查·重点问答

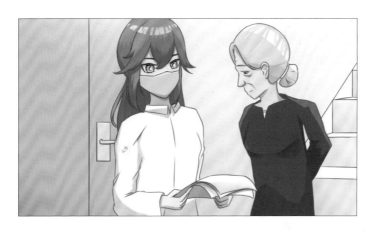

护：您好，有什么需要帮助的吗？

患：护士，我今天约了无痛胃肠镜检查，应该办理什么手续？

护：您好，请使用医保卡/电子医保卡/检查单到自助机前签到；测量血压后在等候区等待；当叫号系统叫到您的姓名时请移步到评估中心进行评估；评估后请到静脉注射处进行麻醉会诊及静脉注射；最后等显示器上呼叫您的名字时即可去诊室检查了。

护：您做无痛胃肠镜检查需要有 1 名家属陪同，请问他 /
她在吗？

患：他 / 她今天没空过来陪我检查了。

护：不好意思，为了保障您的安全，无痛胃肠镜检查需要
有家属陪同。如果没有，您可以改成普通的胃肠镜检
查，或者我帮您修改检查的时间。

患：之前在门诊开的是普通胃肠镜检查，但是我害怕，今
天能改无痛胃肠镜检查吗？

护：请您放心，我们的医生都是专业的。如果您想做无痛
胃肠镜检查，可以先挂号找门诊医生修改检查，待付
费后就能改做无痛胃肠镜检查了。

患：好的。

护：请问您服用泻药后解了几次大便，解出来像清水一
样吗？

患：我已经解了七八次了，但是大便却没有解得很干净，
怎么办？

护：合格的肠道准备有助于医生检查时能看清您的肠道
有无异常，如果没有解干净，就很有可能会影响医
生的判断。我可以帮您把检查时间往后移，等您肠
道准备合格了再行检查；或者帮您重新修改检查的
时间，您看可以吗？

患：如果我有事不能在当天来做胃肠镜检查了，怎么办？

护：您可以拨打我们的预约电话告知，我们可以提前帮您
修改下次检查的时间。

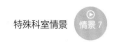

患：好的。

患：前来做胃肠镜检查，我需要准备什么东西吗?

护：请根据胃肠镜检查宣教单中的宣教内容做好禁食、肠道准备；检查当天请携带好纸巾、医保卡；无痛胃肠镜检查的患者需由 1 名家属陪同。

患：好的。

护：这张医保卡无法签到，请问您之前门诊就诊的时候用的是医保卡还是电子医保卡?

患：用的是电子医保卡。

护：使用电子医保卡就医需要用电子医保卡签到，麻烦您再出示一下。已经签到成功了。

护：请问您有服用阿司匹林、华法林、波立维、氯吡格雷等药物吗?

患：我在服用阿司匹林肠溶片。

护：最近有停药吗?

患：没有。

护：胃肠镜检查时需要留取一小块组织做病理活检，阿司匹林肠溶片会增加出血的风险，需要停药 5~7 天。我帮您把检查改到下周吧。

患：我约的胃肠镜检查是 9:00—9:30，怎么现在已经 9:50 却还没有轮到我?

护：我帮您问一下，您稍等。

患：不好意思让您久等了，前面有一位患者的肠镜不好做，
　　医生花了些时间，按照预约的顺序您的前面还有 ×
　　位患者，请再耐心等待一下。

患：我已经等了很久了，怎么刚才那个人一来就可以去
　　做了？

护：我看一下，您的诊室是 × 号，而他 / 她的是 × 号，
　　你们的诊室不同，请您关注 × 号诊室的信息。

患：好的。

患：已经叫到我的名字了，但是我还想上洗手间，可以吗？

护：可以的，您慢慢来，诊室内的护士会再次叫您的，放心。

患：好的。

属：我的亲人进去做胃肠镜检查了，我在外面需要等多长
　　时间？

护：普通的胃肠镜检查一般需要 20~30 分钟。如果是无痛
　　胃肠镜检查，还需要复苏，可能需要等待 50~60 分钟。
　　请您在等候区休息、等待，不要离开。

属：好的。

患：这是门诊 ×× 医生开的检查，今天也是他 / 她帮我
　　做胃肠镜检查吗？

护：×× 医生不是做内镜检查的医生，我们这里都是消
　　化科、肛肠科、外科等经验丰富的医生做检查，请您
　　放心。

　　　　/ 是的，今天给您做检查的医生就是当时门诊开
　　检查单的医生。

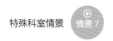

患：好的。

护：请坐，您今天是做无痛胃肠镜检查。现在给您先打一枚留置针，等下检查时麻醉医生需要用到。

患：好的。

护：在等待区等待就可以了。

患：我带来门诊医生给我配的药。什么时候可以服用它？

护：请您拿在手上，检查开始前，诊室内的护士会告诉您服用的时间。

患：好的。

护：您的诊室在 × 号，请沿着走廊进去，检查室的门上有房间号；也可以沿着地上的路标找到您要检查的诊室。

患：好的。

护：请您躺到检查床上，摘下眼镜、口罩。

患：好的。

护：您可以将眼镜和口罩放在床头，或者放在自己的口袋里。请问您有活动的假牙吗？

患：好的。我有假牙。

护：请把假牙摘下来。请把假牙放在这个袋子里，我先帮您保管。

护：胃肠镜检查马上开始了，配合医生的操作，恶心属于正常现象，可以深呼吸，让口水自然流出来。

患：好的。我好害怕。

护：您不用担心，放松一些，我们的医生都是专业的，检查只需要 5~10 分钟，很快就会结束，实在难受，您可以给我们举手示意。

护：胃肠镜检查马上要开始了，可能会有些难受，如果不舒服，请告诉我。

患：好的。

患：护士，我现在的肚子很不舒服。

护：×× 先生 / 女士 / 叔叔 / 阿姨，我们的肠子有很多的弯道，现在正在过这个弯，等过去了就会好些；您不要用力屏气，请放松，感觉肚子胀时，可以放屁试试。如果疼痛很明显，请告诉我。

护：您的胃肠镜检查已经做好了，回去 2 小时后才能进食温凉的粥或者面条；检查的报告可以在评估台自助机上扫码领取。胃肠镜的病理报告需要 3~5 个工作日才能出来，在门诊一楼刷医保卡领取。

患：好的。我现在可以喝水了吗？

护：一般建议 2 小时后饮用。如果实在口渴，您可以喝少量凉水，因为留取了病理标本后胃容易出血。

患：我的胃肠镜检查做好有一会了，但是肚子还是很不舒服，怎么办？

护：您先在这里坐一会儿，我联系刚才给您做检查的医生来看一下。

患：谢谢。

患：护士，你帮我看看检查报告有没有问题？
护：您可以询问下刚才为您做检查的医生；也可以挂号咨询一下门诊医生。

护：您的无痛胃肠镜检查已经做好了，这里是复苏室，醒了就睁开眼睛；不要自己起来，我们会有师傅扶您的。
患：（点点头）
护：您好，我们现在扶您起来，可以吗？如果感觉头晕，请告诉我。
患：好的。
护：我们扶您到椅子上坐一会儿，等您有力气可以站稳时，师傅会扶您到门口，您就可以跟家属回家了。

护：您好，今天的检查已经结束，现在我将您手上的留置针拔出，请您按3~5分钟。
患：好的。
患：现在已经不出血了，请收好这张纸条，出门后评估台自助机上可以打印报告；报告内的注意事项也请仔细阅读。回去后2小时后可以进食温凉的粥或者面条，24小时内不能开车、骑车，回家请好好休息。

患：我今天检查的结果怎么样？好不好？
护：不好意思，我们这里是复苏室，不太了解您的检查结果，您出门打印报告后可以挂号咨询门诊医生。
患：好的，谢谢！

情景 8　出院情景

背　景

　　患者完成手术或治疗后，经过医生评估可出院。出院有相关的疾病知识宣教和出院手续流程的宣教。

重点问答

护：明天可以出院了。这是您的出院带药。

患：那我是在晚上服用这个药吗？

护：今晚还是按照我们发给您的小袋的吃法用，回家再服用出院带药。具体用法在出院小结里会有详细的说明，药盒上也有说明。明天出院前责班护士会仔细跟您讲的。

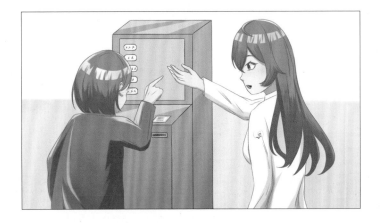

护：已经开好出院医嘱了，请问出院小结拿到了吗？

患：是的。我拿到出院小结后就可以出院了吗？

护：还需要进行费用结算，才能办理出院手续，我们的电脑系统还在处理中，等好了我来告知您。您在床位上再安心等一下。

护：您好，您可以结账了。

患：去哪里结账？楼下吗？我还要回来拿行李，太不方便了。

护：您可以在我们病区的自助结账机上结账，我可以协助您。

护：请问您的住院押金是怎么支付的？是用现金、支付宝、微信支付吗？还是用银行卡支付？

患：我不记得了，不是我支付的。怎么办？

护：没关系，如果是现金支付的，在自助机结算后可以凭结算单去楼下取现金，使用其他方式支付的会原路返回余额，请注意查收。

护：已经办理好出院手续了。您看还需要什么帮助吗？
患：我家人还没有来接我，我可以在病房多待一会吗？
护：可以的。

　　　/ 抱歉，您的床位刚好有危重症患者要入院，您可以在我们的公共区域休息区等待。

护：已经办理好出院手续了。您看还需要什么帮助吗？
患：为什么出院都没有检查报告？
护：您所有的检查报告项目都在出院小结里，医生做了详细的说明，我们医院的公众号上也可以查询您的化验单、检查单。如果有不明白的话，就再咨询医生。

患：这个报销比例是多少？
护：医保形式不一样，报销比例都不一样，具体要询问医保处，它在我们门诊的一楼处。您下去的时候刚好可以咨询一下。
患：好的，谢谢！

护：您好，出院结账已经完成了。
患：我需要发票和清单。
护：您需要的话，要去一楼的服务台打印，现在为了环保，不安排常规打印了。

护：您好，请问还有什么需要帮助的吗？

患：我想打印请假条。

护：好的。我告知主管医生，电子系统处理后您就可以到一楼的服务台进行打印，盖章才有效！

情景9 **特殊情景**

⊕ 电　梯

1.搭乘电梯时礼让患者，遇到重急症患者时立即留出空道，让患者先顺利通过。

（电梯里可以摆放一张凳子，为不方便的人或老年人提供就座。）

2.电梯内（公共场所）不得讨论病情，注意保护患者的隐私。电梯里有楼层科室和温馨提示。用温馨的灯箱和图片装饰电梯顶部。

3.无急事的话应最后一位出电梯。

⊕ 问　路

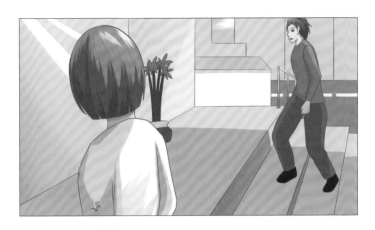

1. 主动征询："您好，请问需要帮忙吗？"

2. 必要时亲自带领，并说"请跟我来"。

3. 如在工作中无法离开时，应亲切有耐心地回答、指引或拜托其他工作人员指引或带领，一定要让患者或家属准确明白路线。

4. 避免发生的状况

（1）假装没看见。

（2）不耐烦、冷漠。

（3）懒得搭理。

（4）"一指神功"（用一个手指指路）。

⊕ 电　话

1. 态度耐心、和蔼、亲切。声调柔和、悦耳、热情。电话轻拿轻放。在响三声内接起电话。

2. 说出标准开头语："早上好／上午好／下午好／晚上好，这里是 ×× 医院，请问有什么可以帮您？"

各科室护士站接电话时，例如："这里是 ×× 科护士站，请问有什么可以帮您？"

（记下关键点后和对方核对并给予反馈）

3. 挂电话时，等对方先挂电话后再请轻轻地挂上。

4. 避免发生的状况

（1）直接说"喂……"，而没有说"您好"。

（2）一边接电话一边还在和身旁人交谈。

（3）心不在焉，答非所问。

5. 转接须知

（1）以笔做记录。

（2）避免重复转接 2 次。

6. 转接时应先告知对方

（1）转接对象。

（2）转接分机。

7. 转接后应告知接听人

（1）对方姓名。

（2）询问事项。

8. 向某人传呼电话时，应走到跟前轻声转达，不要大声喊叫。

9. 如所找的人不在，应礼貌告知对方其去向或询问对方是否需要转达留言，并记下来电话者的姓名、事由。

10. 常用接电话服务用语

（1）"您好，这里是 ×× 科，很高兴为您服务！"

（2）"请问您贵姓（怎么称呼您）？请稍等，我马上帮您找。"

（3）"对不起，不好意思，×× 医生（护士、主任、护士长）暂时不在科内，有什么事，我可以帮您转达吗？"

重点问答

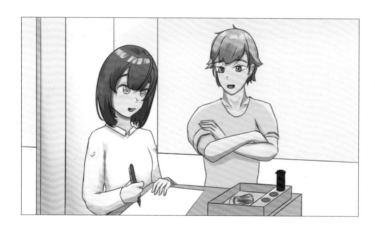

护：您好，今天您的父亲在手术后会转 ICU，医生已经告知您了吧？

属：是的，跟我说了，我还需要办什么手续吗？

护：因为您父亲术后转往 ICU，所以现在的床位可能要收治新患者，您需要整理打包好生活用品。我们会帮您把这些生活用品放置在储藏室，待您父亲的病情稳定，确定转回时，会重新安排新的床位。

属：为什么不能保留床位？

护：我理解您的心情，让您收拾打包物品确实麻烦，但是因为您父亲的住院户头已迁往 ICU，病区里有空床信息，就要随时准备接收需要入院的患者。

护：您好，阿姨，昨晚睡得怎么样？

患：你们护士晚上每 2 小时进来一次，我怎么睡得好？

护：阿姨，虽然您目前的病情基本稳定了，但很多方面还需要我们关注，所以需要 2 小时巡视一次病房，这也是对您的健康和安全负责，但是如果影响到您的睡眠了，我会告知夜班护士进出病房时尽量轻一点。

患：护士，按呼叫铃都 5 分钟了，液体早就打完了，怎么现在才来？

护：不好意思，时间确实长了一点，我们中午值班的人手相对少一些，所以过来晚了些。

患：快看看，空气会打进去吗？

护：不会的，因为血管里的血液有一定的压力，会有少量的血液倒流到输液器里，就是您现在见到的回血。您也可以像这样关闭输液器，然后再呼叫我们，我们会尽快过来。

患：心电监护仪在晚上的声音太吵了，时不时"嘀嘀"地叫，吵得我一个晚上睡不好觉，能不能把声音关掉？

护：阿姨，使用心电监护仪是为了更好地观察您的生命体征，我们是根据您的个人情况设置安全报警范围。如果超出设置的范围，就会报警。您听到的"嘀嘀"声其实是在报警，我们听到报警声就能及时地帮您解决问题。关掉的话，我们就没有办法及时发现您的异常情况了。

患：我是知道不能关掉的原因了，但是休息不好也影响我的血压！

护：好的。阿姨，我们在晚上的时候可以把报警的声音调小一点，尽量不影响到您。我们现在一起努力，争取早日把血压、心率控制好，告别心电监护。

患：护士，我的出院手续都已经办好 1 个小时了，怎么还没拿来出院带药？

护：好的，我帮您打电话问一下，请稍等。

患：好的，大概还需要多久？

护：药房已经放好您的药物，马上会从轨道小车发送过来了，大概 10 分钟后到。

患：护士，我隔壁床的患者这两天晚上一会儿量血压，一会儿喊痛，事情太多了，吵得我晚上睡不好，我想换一张床。

护：阿姨，这两天这位患者因为刚做完手术，晚上确实有点吵，但是再过两天，病情平稳了就不会吵了。外科患者基本都需要做手术。您换一张床，邻床即使今天不做手术，过两天也要做手术的，到时候也会影响到您。

患：但是我对睡眠时的环境要求比较高，边上有响动，我就睡不着。

护：其实过了这两天，邻床他的病情稳定了，晚上就不吵
　　了。如果您还是觉得吵，我帮您留意一下，如果有单
　　人病房空出来，我就安排您过去！

护：打扰一下，现在是治疗时间，需要收起您的陪客躺椅，
　　整理好床单。

属：我等下还要睡躺椅的，床旁的东西拿进拿出太麻烦了。

护：不把躺椅收起来不仅会影响医务人员进出，而且也会
　　给患者的行动造成不便，遇到抢救患者的时候还会影
　　响治疗。

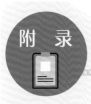

附 录 忌语（礼貌用语错误示范）

综合服务忌语

1. 不知道，问别人去。

2. 你自己看，没长眼睛吗？不认得字吗？怎么什么都不懂。

3. 走远点，不跟你说。

4. 急什么？你没看我忙着吗？这时知道急了，早干什么去了。

5. 我就这态度，有意见去投诉好了。

6. 这是医院规定的，有意见找院长提。

7. 少啰唆，我没有时间。

8. 你这人怎么事情这么多，真讨厌，烦人。

9. 快下班了，明天再说。/ 还没上班，等会儿再说。

10. 乡下人，真不讲卫生。

11. 吃饱了，撑得慌，跑这来捣乱，神经病。

12. 谁叫你得病，活该！

13. 谁叫你来的？又没人去请你，别在这里撒野。

14. 不跟他（她）说，这人有毛病。你这样的见多了，有什么了不起的。

15 下班了（停机了），下午（明天）再来。

16 嫌时间等长了，你不做，退钱去，没请你来。

17 我有什么办法，又不是我要它坏的（停电的）。

18 你自己看，想怎样吃就怎样吃，按说明吃就行了。（吃药）

19 嫌贵了，你就不要，我又不赚你的钱。（药品）

20 快点！快点！动作这么慢，外面都等着呢！（患者准备检查时）

21 拿结果，自己找。

挂号、收费处服务忌语

1 没钱找，拿零钱来，自己出去换。

2 没钱来治什么病。

3 挤什么挤，一个个来。

医疗、护理服务忌语

1 ×床（不称呼）打针，×床吃药。

2 叫什么？打针不疼，什么疼？瞧这破血管，扎都扎不进去。

3 脏死了，恶心。

4 想快，喝下去更快。（输液时）

5 没床，明天再来。

6 吵什么？生孩子哪有好受的？

7 出去，出去，查房了。

8 我管不着，你找医生去。

9 你这病没什么，死不了。

10 当个什么了不起的官，要求这么苛刻，活得还挺仔细。

11 去！去！去！我知道了。

12 烦人，一件事说来说去。

13 愿治的就治，不愿治的就走。

14 我这里看不好，你到哪看都不行。

15 你不是我管的患者，找管你的医生去。

16 ×床，把裤子脱了（把衣服撩起来），打针、检查。

17 你干不干？不干拉倒，我还不愿意呢！（患者不愿接受某治疗、护理时）

18 病历上写着，自己去看，又不是文盲。

行政、后勤、器械等科服务忌语

1 就你科的事多，等着。

2 谁叫你们瞎搞？搞坏了，该你们用不成。

3 不行，没时间。

4 你们是人，我们也是人，谁该做的！

5 这事与我无关，找领导去。

6 你爱找谁找谁，我没这能耐。

7 又不想出钱，又想吃好的，嫌贵了，你不买，有人买。（患者买饭菜时）

8 走开，让开，我们要做清洁。（保洁员）

9 听见不答话（不恰当的笑而不答）。